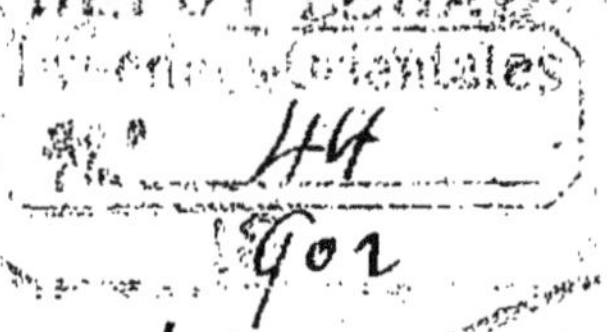

AMÉLIE-LES-BAINS

GUIDE MÉDICAL

ET

EXCURSIONS

Par le Docteur VINSAC

Médecin Major de 1re classe à l'Hôpital Thermal d'Amélie-les-Bains

AMÉLIE-LES-BAINS
Imprimerie, Librairie & Papeterie J. NATARD

1902

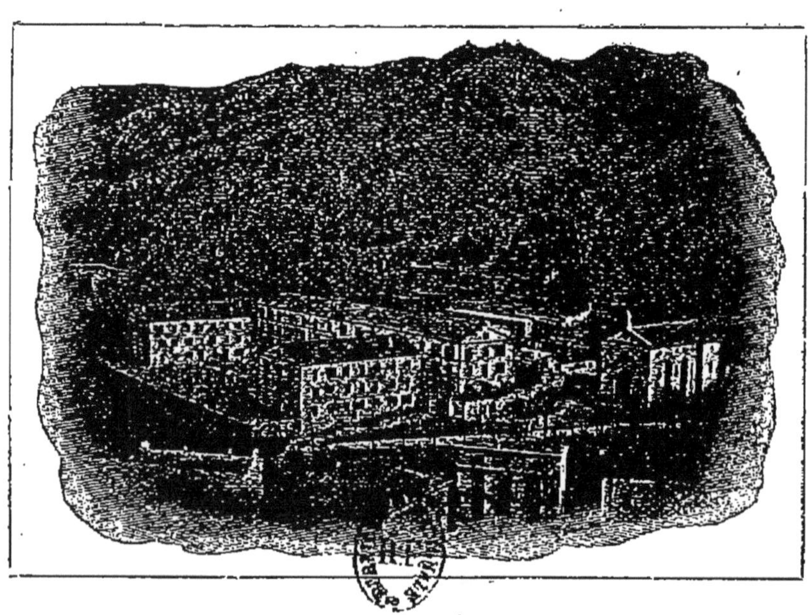

HÔPITAL MILITAIRE

GUIDE MÉDICAL

ET

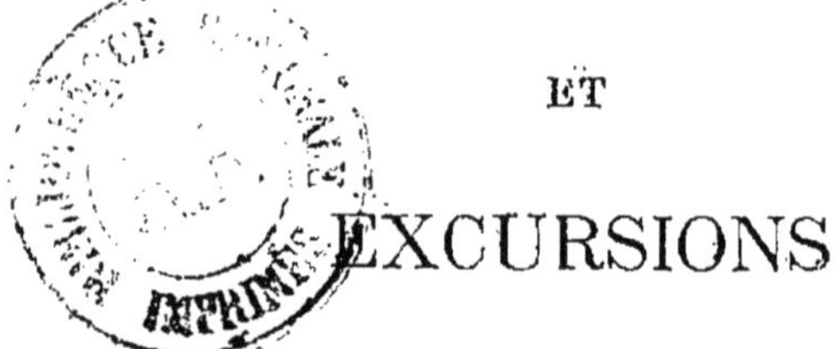

EXCURSIONS

AMÉLIE-LES-BAINS

GUIDE MÉDICAL

ET

EXCURSIONS

Par le Docteur VINSAC

Médecin Major de 1re classe à l'Hôpital Thermal d'Amélie-les-Bains

AMÉLIE-LES-BAINS
Imprimerie, Librairie & Papeterie J. XATARD

1902

INTRODUCTION

Nous avons constaté bien souvent combien la Station d'Amélie-les-Bains était inconnue non seulement dans le centre de la France, mais encore dans les départements du Midi. Il nous a semblé que cette ignorance était aussi préjudiciable aux malades qu'à la petite Ville d'Eaux des confins des Pyrénées.

C'est pour faire connaître son merveilleux climat et ses eaux thermales que nous avons fait ce modeste travail et nous serons très-heureux si nous y avons réussi pour notre faible part.

Nous passerons donc rapidement en revue les diverses affections qui sont tributaires de ce climat et du traitement thermal.

*Nous pensons avoir donné dans ce guide le résumé des affections principales qui sont traitées dans cette Station et un aperçu des promenades que l'on peut faire. Evidemment, nous n'avons pas la prétention de présenter au lecteur une description détaillée du pays et de toutes les maladies qui sont susceptibles d'être améliorées par le climat, ou par les Eaux. D'autres auteurs se sont occupés spécialement, les uns de l'étude complète du climat et des Eaux (*VAN MERRIS*), les autres (*CHALLAN et DELMAS*) de l'étude des Eaux et de leur action physiologique. Mais notre but a été plus général : c'est d'attirer l'attention des malades et des médecins sur ce pays, qui, à l'avantage d'avoir des Eaux thermales, joint le privilège d'un climat qui permet d'en faire usage même pendant l'hiver.*

Dr VINSAC

PREMIÈRE PARTIE

CHAPITRE Ier

Maladies des Voies Respiratoires
Tuberculose Pulmonaire
Méthode Aéro-Kinésithérapique

« Plus j'observe et plus je m'affermis dans cette « conviction que le traitement des tuberculeux, « quels que soient leur tempérament et le degré de « leur affection, doit être systématiquement borné « aux pédiluves et à l'eau de boisson ; quand rien « ne s'oppose à ce qu'il soit tenté ; c'est le seul moyen « de leur éviter toute cause d'oppression ou de re- « froidisement, « Delmas, médecin-principal » *La* « *Pratique Thermale* à Amélie-les-Bains. »

Tous les médecins qui ont écrit sur Amélie-les-Bains, *Artigues*, *Delmas*, *Chalan de Belval*. *Van Merris*, sont d'accord sur les propriétés merveilleuses du climat d'Amélie, et en fin de compte, font consister le traitement de la tuberculose dans la cure d'air ; mais celle-ci n'a jamais été régularisée.

Peu de malades suivent le traitement par l'air d'une manière méthodique. Cependant, c'est le traitement qui donnerait le plus de résultats, combiné avec un mouvement progressif.

Je me rappelle, quand je débutai à l'hôpital d'Amélie-les-Bains en 1875 où je restai affecté pendant trois ans, comme Aide-Major, avoir vu des résultats absolument remarquables par ce traitement.

J'avais fait connaissance d'un Lieutenant, tuberculeux confirmé, ayant eu des hémoptysies, portant des signes aux sommets, qui dès le début de la saison d'hiver, se mit à faire avec moi des excursions et qui partit pour ainsi dire guéri à la fin de l'hiver. Je rencontrai quinze ans plus tard cet officier, qui était alors Capitaine, jouissant d'une parfaite santé.

Il y avait aussi à la même époque, un Médecin Aide-Major, attaché à l'hôpital en même temps que moi ; ce collègue avait aussi des hémoptysies et présentait tous les signes non douteux de la tuberculose. Or il revint plus tard (douze ou quinze ans après), à Amélie-les-Bains, comme Médecin-Major de première classe, n'offrant plus le signe de la tuberculose ; il mourut à Amélie-les-Bains, non de sa diathèse, mais d'un anthrax au cou.

Je pourrais, si je faisais appel à ma mémoire, citer beaucoup d'exemples de guérison de la tuberculose et du reste tous les auteurs qui ont écrit sur Amélie, citent des cas de guérison qu'ils rapportent au climat et bien peu au traitement thermal. Monsieur le Médecin-Principal Delmas, dans sa *Pratique Thermale* a fini par conclure que les tuberculeux à Amélie, devraient faire un usage très restreint de l'eau sulfureuse.

Ces auteurs ont parlé en termes chaleureux, mais vrais, de l'excellence du climat d'Amélie. Il est inutile de vanter à nouveau son ciel pur, son air léger, et surtout la douceur de son climat en hiver,

Le premier phénomène qu'on éprouve en arrivant dans cette station, c'est, en effet, de sentir la respiration plus libre. C'est ce qui a fait dire à beaucoup de malades qui avaient la respiration gênée, que le climat d'Amélie est sédatif; mais il est également tonique, excitant de la nutrition et les deux termes de sédatif et d'excitant paraissent se contre-dire. Il n'en est rien cependant. Il est parfaitement établi que les catharreux et les tuberculeux qui arrivent à Amélie, sentent immédiatement une amélioration, ils respirent mieux, ils dorment bien et quelques jours après, sous l'inffuence du climat sec et vivifiant, la nutrition se faisant mieux, ils se sentent remontés C'est donc aussi un climat tonique, contrairement à ce qui se passe à Pau, par exemple, où le climat est humide, et où la nutrition se fait moins vivement.

J'ai pensé depuis longtemps qu'en principe, il serait bon de régulariser les diverses promenades qui se trouvent autour d'Amélie, puisque c'est à elles que nous devons la guérison de la tuberculose pulmonaire. Sans doute, il semble que cela soit difficile pour ne pas dire impossible, cependant pour les malades militaires, les difficultés ne seraient pas insurmontables.

D'abord, pour les Officiers qui y viennent, il serait facile de leur donner dès leur arrivée à l'hôpital militaire un petit itinéraire rationnel et méthodique avec heures de départ et de rentrée et je suis convaincu que les Officiers ou leurs familles, sachant que la guérison ne peut s'obtenir qu'à ce prix là, s'empresseraient de le suivre à la lettre.

Quant aux Sous-Officiers et Soldats hospitalisés, il serait bien aisé de leur faire faire ces promenades sous la conduite d'un gradé. Cette mesure est non seulement nécessaire, mais indispensable.

En effet, ces malades sortent chaque jour

de l'hôpital. après les repas et bien souvent, au lieu de faire une promenade au grand air, on les rencontre dans les cafés. Or, cette distraction que l'on peut tolérer facilement à un malade qui vient à Amélie pour une affection quelconque, est tout à fait contraire au traitement de la tuberculose.

Les malades prennent des consommations qui, en admettant qu'elles soient bonnes, ont pour résultat de barbouiller leur estomac et de leur faire perdre l'appétit.

Quant aux Officiers, ils devraient s'astreindre à ne pas aller aux soirées.

Il y a quelques années, je me souviens avoir envoyé à Amélie-les-Bains. un jeune Sous-Lieutenant, garçon magnifique, qui aurait pu très bien guérir d'une tuberculose au début. Quand il revint dans sa garnison, à la fin de la saison d'hiver, il était dans un état déplorable ; il avait tellement maigri qu'il était méconnaissable J'appris qu'il passait ses soirées à danser et à jouer. Comment espérer dans ces conditions, tirer un bénéfice quelconque d'un séjour dans cette région ?

Il y a donc lieu de tracer des règles auxquelles un malade devra se soumettre dès son arrivée. Il est bien entendu que ce programme ne pourra être suivi que pour les tuberculeux au premier ou au deuxième degré. Quant à ceux dont les lésions seraient plus avancées, ils se trouveraient dans les conditions de faiblesse telle qu'il leur serait impossible de se livrer à un travail sérieux.

Cette méthode est basée sur les principes suivants :

Etant admis que c'est l'air d'Amélie qui améliore

et guérit le tuberculeux, en faire absorber le plus possible aux malades. Pour cela, il est un fait d'expérience qui doit nous guider, c'est le suivant : plus on marche sur un terrain ascendant, plus les inspirations augmentent de nombre et d'amplitude Ces vérités n'ont point besoin d'être démontrées Tout le monde sait qu'en montant une pente raide, on respire d'abord vite, et puis, si on continue, on arrive à suer et à être essoufflé Or, c'est là le danger ; la marche ascensionnelle doit être mesurée de telle sorte qu'elle ne produise ni sueur, ni essoufflement.

A cet effet, il y a plusieurs précautions à prendre :

1° Ne pas trop se couvrir en partant, mais emporter avec soi, un pardessus ou une pèlerine pour s'en servir en cas de besoin :

2° Il est nécessaire de commencer à marcher sur un terrain presque plat ;

3° Les itinéraires devront être d'une longueur et d'une pente augmentant progressivement chaque jour ;

4° Ne pas boire, ni en partant, ni en arrivant, mais au repas.

Nous allons donner la physiologie succinte de ces règles afin qu'elles soient bien comprises et exécutées avec intelligence, car c'est dans l'exécution de ces principes qu'est la vraie cause de la guérison de la tuberculose à Amélie-les-Bains.

Je n'examinerai pas la théorie de la marche en terrain plat, là l'effort est presque nul, le nombre de mouvements d'inspiration et d'expiration n'est pas modifié sensiblement.

Voyons ce qui se passe au contraire dans la marche ascensionelle.

Les muscles des membres inférieurs, devant soulever le poids du corps, exécutent un travail qui se traduit par une augmentation de calorique ; celui-ci est produit grâce à une combustion des matières hydrocarburées. En même temps qu'il y a production de calorique, il y a une formation plus grande d'acide carbonique. Ce gaz est rejeté par les poumons et remplacé par un égal volume d'air ; il en résulte que plus la marche est ascendante et plus la poitrine doit exécuter des mouvements inspiratoires pour remplacer cet acide carbonique impropre à la respiration et pour parer aux combustions nécessaires au travail d'ascension. Par conséquent, la marche ascendante, favorise non seulement la dilatation de la poitrine, mais le mouvement de nutrition intime qui est déterminé par les efforts lents et continus nécessaires pour soutenir le poids du corps.

Admettons qu'un tuberculeux soit soumis à cet exercice journalier et progressif.

Que se passera-t-il dans son organisme ?

Chez le tuberculeux au premier degré, l'exercice qu'il sera obligé de faire lui donnera d'abord de l'appétit et exercera ensuite une action résolutive sur la tuberculose.

Chez le tuberculeux au deuxième degré, la circulation pulmonaire, étant plus riche aidera à la guérison des cavités qui seraient en voie de ce faire par le ramollissement du tubercule. Il faut en effet comparer le poumon d'un tuberculeux au deuxième degré à un poumon contenant un abcès. Il s'agit d'amener celui-ci à la cicatrisation.

Que faut-il pour cela ?

Une bonne nourriture et un bon soleil. On sait en

effet que le soleil est l'ennemi des microbes ; si donc ceux de la tuberculose sont soumis à un air ensoleillé pendant toute la journée, ils auront une tendance à diminuer de vitalité. C'est la théorie des sanatoria ou de la vie sur les montagnes, mais ce que je demande en plus et (ce qui jusqu'à présent n'a pas été fait) c'est par une méthode bien coordonnée à faire entrer le plus d'air possible dans les poumons Il y a donc dans cette marche ascendante en pays de montagne, non seulement le traitement par l'air, mais, grâce aux mouvements inspiratoires plus nombreux c'est un traitement intensif par l'air des montagnes, c'est en plus la gymnastique des poumons.

En un mot, de même que l'on prescrit à un malade de boire tant de verres d'eau, et de prendre tant de bains ou de subir un certain nombre de massages, de même on arriverait à un bon résultat par le traitement aéro et kinésithérapique c'est-à-dire par le mouvement comme moyen de traitement.

Nous estimons que ce traitement doit être de la durée des saisons telles qu'elles sont établies pour l'hiver, c'est-à-dire Novembre et Décembre, puis quinze jours de repos et recommencer du quinze Janvier au quinze Mars.

Tous les Médecins qui ont écrit sur Amélie sont d'accord sur ce point à savoir que le traitement de la tuberculose, par le séjour dans ce pays doit durer tout l'hiver.

En effet, si un malade venu au mois de Novembre retournait avant la fin de l'hiver dans un pays froid, pluvieux ou venteux, il serait exposé à perdre le bénéfice de son séjour dans cette Station.

Il resulte des indications précédentes que les itinéraires pour la saison d'hiver devront être faits de la manière suivante afin d'arriver à un entraînement complet.

Mais avant de fixer cet itinéraire, examinons les diverses promenades qu'il y a à faire :

Route de Palalda. — La route de Palalda est exposée au Sud-Est ; elle est très peu accidentée jusqu'à 500 mètres du village. Il y a alors une pente douce.

Distance environ 1.800 mètres.

Ne pas y aller quand le vent d'Est souffle.

Route d'Arles. — Elle va de l'Est à l'Ouest, monte lentement ; très belle route longeant le Tech.

Longueur 3 kilomètres 300 mètres, jusqu'au pont et 4 hilomètres jusqu'à Arles.

Route de Céret. — Descend lentement d'abord jusqu'à 4 kilomètres.

Route très belle, exposée au soleil à partir de cette distance, montée assez longue, puis descente assez rapide. La route domine la rivière. Après ce passage, elle devient presque horizontale jusqu'au pont de Céret.

Longueur de 8 kilomètres.

Chemin du Fort. — Route ascendante. Très belle route tracée au milieu des châtaigniers, 2 kilomètres ; mais cette promenade quoique de peu de longeur est suffisante pour une après midi, en raison de l'inclinaison du terrain ; beaucoup plus tard on peut aller jusqu'à la batterie de Santa-Ingracia.

Chemin de Montbolo. — Route ascendante en terrain calcaire très exposée au soleil. (La réserver pour les jours froids). Longueur quatre kilomètres jusqu'à Montbolo ; mais doit être faite rarement ; c'est un peu long.

Chemin de Montalba. — Réservé pour les excursions d'été, route très pittoresque.

EXCURSIONS

A Reynès (*Route de Céret*). — Distance jusqu'au passage à niveau 3 kilomètres environ ; puis jusqu'à Reynès 3 kilomètres.

Route peu pénible, peu exposée au soleil.

(Réservé pour les belles journées).

Sur la route de Taulis (*Route de Palalda*). — Au-delà de Palalda, route très belle. Longueur 4 kilomètres pour arriver à un plateau d'où l'on découvre la mer.

A la Fou (*Route d'Arles*). — Route jusqu'à Arles longueur 4 kilomètres. D'Arles à la Fou, 3 kilomètres. Route peu ascendante, bien ensoleillée.

A Santa-Ingracia (*Route du Fort*). — Chemin du Fort et continuer l'ascension. Excursion très longue.

Dans la vallée du Riuferrer (*Belle route suivant le cours d'eau au-dessus d'Arles.* —

J'ai fait l'énumération des routes de marche suivant leur opportunité. Il est entendu que comme pour les marches militaires il y aurait des haltes et que l'on prendrait le pas de montagne dès que le chemin monterait.

Chaque malade serait muni d'un bâton et d'une pèlerine.

Il serait défendu du boire en route, etc.

Vers Prats-de-Mollo et vers St-Laurent-de-Cerdans.—Ces trois dernières excursions peuvent se faire facilement à condition de ne pas arriver à une distance d'Amélie supérieure à 7 où 8 kilomètres. La route est très belle, peu montante.

Pour Saint-Laurent-de-Cerdans, on s'arrêterait au pont du Pas-du-Loup car plus loin, la route monte trop.

Voici en conséquence comment pourraient être formulés ces itinéraires :

MOIS DE NOVEMBRE

1re SEMAINE

1er Jour. — Le premier jour de l'arrivée à Amélie : repos en raison du voyage.

2e Jour. — Départ à 9 heures. Marche promenade à Palalda au pas ordinaire ; s'arrêter 20 minutes au-devant de Palalda et revenir à Amélie.

Cette promenade peut être faite dans une heure, de 9 heures à 10 heures.

Déjeuner.

De 11 heures à 1 heure, repos ; à 1 heure sortie sur la route d'Arles, jusqu'au pont d'Arles. Arrêt de 20 minutes et retour.

Evaluation en distance d'Amélie au pont d'Arles, trois quarts d'heure, repos de 20 minutes, plus trois quarts d'heure pour revenir.

Retour à 4 heures environ.

3e Jour. — Même promenade jusqu'à Arles. S'arrêter à l'entrée ; 30 minutes de repos, puis, retourner à Amélie.

4e Jour. — Repos. Promenade-marche dans le parc de l'hôpital, pour les militaires, ou pour les Baigneurs promenade dans les parcs des Etablissements Pujade et des Thermes Romains.

5e Jour. — Route de Céret, jusqu'au 4e kilomètre avant Amélie, départ à 1 heure. Retour vers 4 heures.

Légère montée en revenant.

6e Jour. — Chemin du Fort. Départ à 1 heure, marcher très lentement, route très belle, retour vers 4 heures.

7e Jour. — Repos.

Les journées devenant de plus en plus froides, à mesure que l'on avance dans le mois de Novembre, il y aura lieu de modifier les sorties du matin, avant le déjeuner suivant la température.

Cependant, autant que possible, il ne faudrait

pas supprimer cette sortie qui est une excellente préparation au repas du matin, mais les remplacer par des promenades dans le parc, comme il a été dit plus haut.

2e SEMAINE

1er Jour. — Chemin de Montbolo. Départ à 1 heure. Marche ascendante et très lente, retour le soir vers 4 heures.

Il est à remarquer qu'on ne doit pas arriver à Montbolo, la première fois.

2e Jour. — Même itinéraire que le troisième jour de la première semaine. Revenir à Arles.

3e Jour. — Céret. Même itinéraire, mais aller jusqu'au pont de Reynès.

5 kilomètres pour aller et cinq pour revenir.

4e Jour, — Repos.

5e Jour. — Ascension au fort et sur la route de la batterie de Santa-Ingracia.

6e Jour. — Montbolo. L'entraînement peut permettre d'y arriver lentement.

7e Jour. - Repos.

Après la première quinzaine, les malades seraient habitués à la marche et pourraient commencer des excursions plus longues :

1° Celle de Reynès, 5 kilomètres pour aller, et 5 kilomètres pour revenir ;

2° Celle de Taulis, 6 kilomètres pour aller, et 6 kilomètres pour revenir.

3° Celle de la Fou, 7 kilomètres pour aller, et 7 kilomètres pour revenir.

Voir les détails aux excursions.

Il y a bien d'autres excursions à faire autour d'Amélie, mais nous ne conseillons pas aux tuberculeux celles qui sont trop pénibles, comme celle de Montalba qui est privée de soleil.

Dans le deuxième mois, les mêmes excursions pourraient être faites, mais en allongeant les itinéraires. Dans cette période, les malades qui auraient acquis l'habitude de la marche pourraient avoir une résistance à la fatigue incroyable.

Pour les militaires, la saison n'ayant qu'une durée de deux mois ; le traitement aurait amené chez eux une grande amélioration, mais ils ne pourraient pas être guéris en si peu de temps. Il n'en serait pas de même pour les baigneurs qui se livreraient à ces exercices pendant tout l'hiver.

Il faudrait demander à ces derniers beaucoup d'énergie pour exécuter ce programme auquel rien ne les obligerait sinon la conviction absolue qu'ils en retireraient un profit immense. Je suis en effet convaincu que le séjour à Amélie-les-Bains ne suffit pas pour amener le guérison de la tuberculose ; il faut y joindre nécessairement cette aérothérapie et cette kinésithérapie sans lesquelles la maladie s'améliore, sans doute, s'arrête même, mais ne disparaît pas pour toujours.

Beaucoup certes de malades seraient obligés de venir plusieurs hivers se livrer à cette gymnastique des poumons dans laquelle est la véritable cure de la tuberculose.

Or, ce traitement ne peut être suivi que dans un

climat sec et montagneux comme celui d'Amélie-les-Bains.

Il y aurait évidemment beaucoup de précautions à prendre et ces marches devraient être sous la haute surveillance d'un Médecin qui indiquerait aux malades si à un moment donné un repos momentané ne serait pas nécessaire.

Il est clair aussi que l'appétit, se réveillant forcément, sous l'influence de ces promenades hygiéniques, l'alimentation devrait être soignée ; il y aura lieu d'augmenter la ration du régime.

Je rappelle à nouveau, les recommandations si importantes de rentrer le soir avant le coucher du soleil, d'avoir avec soi un manteau ou une pélerine, de ne pas boire en route et de ne pas arriver jusqu'à la sueur. Une bonne moiteur est la limite d'un travail hygiénique. L'écueil serait de tomber dans le surmenage ; mais en exécutant le programme de la semaine on arriverait parfaitement à faire entrer dans la pratique journalière ce traitement qui est bien supérieur au traitement thermo-minéral.

Il aurait en plus l'immense avantage de soustraire les malades à cette vie désœuvrée qu'ils mènent à Amélie ; le soir après dîner, ils auraient besoin de goûter un sommeil réparateur que beaucoup de malades ne trouvent pas à Amélie, parce qu'ils ne se livrent à aucun exercice dans la journée. Ils sont obligés alors de chercher dans les cafés ou les casinos le moyen de prolonger la veillée jusqu'à une heure avancée pour attendre le sommeil.

C'est là aussi que l'hiver dans la fumée des salles

de cafés, ils perdent le bénéfice de leur séjour dans ce climat.

On remarquera que je n'ai pas recommandé comme lieu de promenade la Petite Provence. Cet endroit charmant, très abrité est véritablement en temps ordinaire trop chaud, même en hiver.

Le soleil y est concentré de toutes parts et peut amener des congestions soit vers la tête soit vers les poumons Du reste, cet endroit ne permet pas de se livrer à des excursions puisqu'il est à peu près plat. Il convient parfaitement aux tuberculeux très avancés qui ont besoin d'une grande calorification et dont les forces ne permettent pas des marches un peu prolongées.

La Petite Provence pourrait servir de promenade les jours de repos, mais il faut avoir la précaution de ne pas trop s'exposer au soleil et chercher autant que possible à se mettre à l'ombre des arbres. C'est plutôt une promenade d'agrément qu'un lieu de traitement pour les affections de poitrine.

Dans notre méthode nous n'avons eu en vue jusqu'á présent que la tuberculose pulmonaire ; mais elle produirait des effets bien plus efficaces dans les pleurésies anciennes d'origine tuberculeuse ou non. Il est admis que la plupart des pleurésies sont dues au bacille de Koch. Néanmoins, nous en avons traité souvent chez des hommes qui n'avaient pas présenté de symptômes de tubercule. Dans les pays froids et humides on observe souvent la pleurésie rhumatismale. Enfin, qu'elle qu'en soit la cause, il arrive souvent que la pleurésie laisse des adhérences qui gênent la respiration. Le murmure respiratoire est très diminué du côté de la pleurésie ancienne et les côtes offrent même une déformation.

Pour redonner aux poumons l'élasticité qui est limitée par leur adhérence avec la plèvre, il faut de toute nécessité que la cage thoracique subisse des mouvements prolongés d'inspiration. C'est par le traitement aéro-kinésithérapique que ce résultat sera obtenu.

Les malades peuvent très bien recouvrer les dimensions antérieures de leur poitrine en se livrant journellement à ces promenades ascensionnelles, mais il faut qu'elles soient faites méthodiquement, comme c'est expliqué plus haut.

Le traitement aéro-kinésithérapique ne peut être suivi qu'en hiver à Amélie-les-Bains ; sauf les années exceptionnelles, cette saison est assez belle en général pour permettre ces promenades hygiéniques, sans doute le climat n'est pas parfait, il y a quelquefois du vent et de la pluie, mais ces jours-là il y a toujours un moment dans la journée pour aller promener à la Petite Provence ; du reste, je le répète, ce traitement doit être sous la surveillance d'un Médecin qui permettrait ou non les sorties.

Il est certain que lorsque le temps est mauvais dans cette région, il est pire dans les contrées du Nord, de l'Ouest ou de l'Est ; même dans le Midi, sur les bords de la Méditerranée, le mistral vient souvent gâter le beau ciel de cette région. La grande supériorité d'Amélie-les-Bains, sur les divers points de la Méditerranée, tels que Nice et Menton, c'est qu'on peut dans les environs faire le traitement par les montagnes tel que je l'ai indiqué. Le terrain s'y prête admirablement. Même aussitôt après la pluie le sol est sec, grâce à sa déclivité et à sa composition d'origine granitique. Il n'y a presque pas de boue. Il est clair qu'en été les marches d'entraînement ne peuvent pas avoir lieu en raison de la chaleur ; cependant j'ai vu souvent des tuberculeux passer une partie de l'été en résidence à Amélie. Cela tient à sa topographie par une disposition merveilleuse des montagnes qui forment la vallée du Tech, le côté exposé au Sud, c'est-à-dire la Petite Provence, Montbolo, etc... est très chaud en été, mais le côté exposé au Nord, sur lequel se trouvent l'Hôpital militaire, l'établissement Pujade et les Thermes Romains, offre à cette saison des promenades d'une fraîcheur suffisante à des tuberculeux.

Il n'est pas nécessaire, en effet, de rechercher des montagnes d'une altitude exagérée. Au-dessus de 900 à 1 000 mètres le refroidissement est trop vif et offre des inconvénients sérieux. Or, l'altitude d'Amélie-les-Bains, au parc de l'Hôpital ou dans les jardins des établissements Pujade et Péreire permet d'avoir, et nous l'avons maintes fois constaté, une température assez fraîche pour laisser passer les grandes chaleurs. Nous avons traité pendant les mois de juin et juillet, c'est-à-dire les plus chauds de l'année, plusieurs cas de tuberculose pulmonaire par la cure d'air, de repos et d'alimentation. Ces malades ont tous été améliorés et ont augmenté de poids. C'est la raison pour laquelle la station d'Amélie est fréquentée en hiver et en été ; mais, nous en convenons volontiers, c'est surtout une station hivernale pour les affections de poitrine, et en été, ce sont en général des malades atteints de rhumatismes chronique ou de traumatismes qui la fréquentent le plus à cause de ses eaux sulfureuses dont l'efficacité est reconnue depuis bien longtemps.

J'ai parlé du traitement de la tuberculose par l'air et la kinésithérapie pendant le jour, mais celui-ci ne serait pas complet si je ne disais pas quelques mots de ce même traitement pendant la nuit.

Et d'abord, il ne sera question que de traitement par l'air, car le mouvement doit être supprimé pendant la nuit afin de laisser à un bon sommeil le temps de réparer les forces et la fatigue de la journée. C'est le premier résultat que l'on obtiendra avec les marches-promenades. Le malade éprouvera le besoin de se coucher de bonne heure et il aura un sommeil calme, grâce à cet air ensoleillé qui aura agi sur son système nerveux.

Il n'aura pas besoin de prendre de potions opiacées, mais pour cela, il faudra que les organes respiratoires (larynx, trachée, bronches), ne soient pas irrités par un air vicié. En un mot, il faut qu'il continue à avoir la nuit un air aussi pur que pendant le jour.

Il serait nécessaire que les malades couchent dans une salle vaste et bien aérée.

(A l'Hôpital militaire on réunit les tuberculeux dans des salles spéciales, c'est au moins une bonne mesure préventive pour éviter la contagion.) De plus ces malades seraient aussi peu nombreux que possible dans la même chambre, et la précaution la plus importante serait de les habituer dès le mois de novembre à coucher les fenêtres ouvertes. On sait que ce traitement a donné de bons résultats soit sur les bords de la mer, soit sur les montagnes. On a cru pendant longtemps qu'il fallait tenir les tuberculeux dans un air surchauffé pour éviter tout refroidissement, c'est une erreur dont on est revenu. On a constaté au contraire que la température élevée dans un air confiné ne faisait que favoriser le développement du bacille de Koch. Il est admis actuellement qu'une température fraîche est favorable au malade et qu'il n'y a aucun danger à dormir les fenêtres ouvertes, si on y est habitué dès la fin de l'été.

Mais, dira-t-on, il semble que le froid de la nuit puisse déterminer soit une bronchite, soit une fluxion de poitrine ?

L'expérience démontre qu'il n'en est rien, à une condition, c'est d'être bien couvert du reste du corps. Donc en donnant de bonnes couvertures de laine à ces malades il n'y aurait pas plus de danger à les faire dormir les fenêtres ouvertes qu'il n'y en a pour les typhoïdiques à les plonger dans des bains d'eau froide.

Du reste, il y aurait certaines précautions à prendre :

1° On n'ouvrirait les fenêtres que d'un côté pour éviter les courants d'air.

2° Les nuits où la température serait trop basse, on pourrait fermer les croisées et n'ouvrir que les vasistas. A l'hôpital, il y aurait avantage à laisser ouvertes les croisées du côté du Sud.

De ce côté, l'air n'est pas aussi vif que du côté du du Nord ; en plus cet air venant de la montagne est parfumé par les émanations des plantes odorantes : lavande, thym, serpolet qui y croissent en abondance. Il est certain que dans toutes les villas d'Amélie-les-Bains où des malades viennent passer l'hiver ceux-ci se trouveraient très bien de dormir les fenêtres ouvertes.

En résumé, le meilleur traitement sur lequel tous les médecins qui ont étudié le climat d'Amélie-les-Bains sont d'accord, c'est la cure d'air ; mais pour obtenir un résultat favorable, il ne suffit pas de résider à Amélie, il faut encore par une sage progression s'entraîner à la marche dont nous avons fait connaître les effets sur l'organisme et cette aérothérapie intensive doit être pratiquée non seulement de jour, mais encore de nuit.

Il est bien entendu qu'avec cette méthode l'alimentation devra être plus abondante, et que l'habitation devra remplir toutes les conditions d'hygiène désirables tant au point de vue de l'orientation que de l'aménagement intérieur : la suppression de tapis, de rideaux de baldaquins qui sont le réceptacle des microbes s'impose au même titre que la désinfection de la chambre au moment où les malades viennent s'y installer. Il va de soi que ces malades ne doivent pas fumer et que les croisées de leurs chambres doivent rester largement ouvertes toute la journée pendant leur promenade.

S'il était nécessaire de démontrer encore l'excellence du climat d'Amélie-les-Bains, je pourrais faire remarquer que les habitants de cette localité, qui vivent depuis si longtemps au milieu des tuberculeux, ne sont pas atteints de cette maladie et les maisons sont certainement souillées par les crachats de ces malades !

Pourquoi la contagion est-elle inconnue ?

C'est que précisément, grâce à l'air ensoleillé de

ce pays, les microbes perdent leur vitalité ; ils ne trouvent pas un milieu favorable à leur développement ! On constate même beaucoup de cas de longévité à Amélie et j'y ai retrouvé, après une absence de vingt-cinq ans, des personnes qui étaient venues pour une santé chancelante, jouissant d'une excellente santé ! C'est certainement grâce à ce climat merveilleux que le Maréchal Baraguay d'Hilliers qui était venu pendant plusieurs années y passer l'hiver est mort à un âge si avancé !

Dans la population civile Amélienne il y a également beaucoup de personnes d'un âge très avancé.

Cela ne prouve-t-il pas que l'hiver est clément pour la vieillesse, je pourrais m'étendre sur l'application de cette méthode à d'autres maladies.

Il est certain par exemple que l'anémie qu'elle soit d'origine palustre ou non, retire un bénéfice immédiat de ce climat.

J'ai vu souvent des Militaires de l'infanterie de Marine, arrivant avec un teint cachetique, recouvrer quelque temps après, la coloration des joues et augmenter de poids.

Il serait à souhaiter que les militaires des Colonies qui viennent de faire campagne et sont rapatriés pendant l'hiver ; il serait dis-je à souhaiter qu'ils fussent dirigés sur l'hôpital d'Amélie-les-Bains au lieu de les voir souvent rejoindre des garnisons dans le Nord, l'Est ou l'Ouest de la France où la rigueur de l'hiver réveille des accès de fièvre palustre et les amène à la cachexie !

J'ai donné mes impressions résultant de l'expérience et je ne me suis nullement laissé entraîner par l'enthousiasme, qui du reste serait justifié par la vue de ces belles montagnes qui se dressent à droite et à gauche du lit du Tech.

Cette belle végétation qui couvre les rives du torrent, dénote une puissance de vitalité extraordinaire.

Les fleurs ont des couleurs éclatantes, les feuilles sont larges et d'un vert intense, les fruits sont abondants et savoureux. A voir les belles allées de platanes qui élèvent leur tête dans le ciel pur sur le parc de l'hôpital, les massifs de verdure tapissant la gorge du Mondony, aux bords escarpés, sur lesquels se dresse l'établissement Pujade et les allées ombreuses des Thermes Romains, on sent aussitôt que si cette végétation est si belle c'est qu'elle se trouve dans d'excellentes conditions atmosphériques !

Dès lors, quoi d'étonnant que les habitants de ce vallon subissent aussi l'influence salutaire de ce milieu charmant !

CHAPITRE II.

AFFECTIONS DES VOIES RESPIRATOIRES

(Suite)

Bronchite Chronique Catarrhale, Asthme avec Emphysème Laryngite Angine chronique

Nous avons soutenu dans la partie de notre travail que la tuberculose était améliorée par le climat d'Amélie et qu'à la rigueur celui-ci pouvait amener seul une guérison. Mais nous ne voulons pas dire pour cela que les eaux sulfureuses soient inutiles. Les malades qui vont à Nice, Cannes, Menton ou Pau font la cure d'air seulement, mais ce qui fait la supériorité d'Amélie sur ces stations en hiver, c'est que la cure climatérique en hiver peut être aidée par l'emploi de l'eau.

Cette eau peut être donnée comme antiseptique ou modificatrice des muqueuses, soit en boisson, soit en humage. Amélie possède de beaux établissements : l'Hôpital Militaire, les Thermes Romains, l'Etablissement Pujade qui sont très bien outillés, mais c'est surtout pour les bronchites catarrhales, l'asthme avec emphysème que ces eaux sont souveraines. Que de fois nous avons vu arriver des malades essoufflés, expectorant jour et nuit et 15 à 20 jours après un traitement par le humage ou l'eau prise en boisson recouvrir une respiration normale ! Nous nous rappelons notamment un Brigadier de gendarmerie, M. Lir..., qui depuis 15 ans passait les nuits assis sur son lit, et qui partit tout à fait guéri. Quand il arriva dans son pays le médecin qui l'avait envoyé fut tout à fait étonné de revoir son client dans un si parfait état, C'est le malade lui-même qui nous l'a raconté.

Aussi pourrait-on dire que les eaux d'Amélie sont excellentes pour l'asthme quand cette affection n'est pas, bien entendu, compliquée d'affection cardiaque. C'est surtout quand ces bronchites catarrhales non tuberculeuses sont passées à l'état chronique que les eaux sont merveilleuses. Aussi les vieillards qui en sont atteints fréquemment voient-ils leur affection s'améliorer rapidement autant sous l'influence du climat que sous celle de l'eau sulfureuse. Il est entendu que dans les bronchites aiguës quelle que soit leur nature l'eau sulfureuse est rigoureusement interdite.

La laryngite est aussi très améliorée soit par le humage soit par les pulvérisations. Nous avons vu un cas d'aphonie complète guérie après un séjour d'un hiver et d'une partie du printemps à Amélie par le seul effet du climat chez un Sous Officier d'infanterie coloniale qui avait été traité longtemps dans les hôpitaux de Paris.

Les angines sont avantageusement modifiées par les gargarismes et les pulvérisations laryngées, surtout si elles sont d'origine rhumatismale ou catarrhale.

Si pour le traitement de la tuberculose nous prescrivons peu ou point d'eau sulfureuse, au contraire pour les affections des voies respiratoires, telles que bronchite catarrhale chronique, asthme avec emphysème pulmonaire et laryngite chronique, elles sont très employées soit pour des bains, de humage, de pulvérisation. Mais il ne faut pas faire comme la plupart des malades civils qui fréquentent les thermes et qui s'instituent eux-mêmes le traitement. Avant tout il faut qu'un médecin soit appelé et examine le malade car les eaux prises intempestivement peuvent être non seulement inutiles mais dangereuses.

La température du bain, la durée doivent être surveillées. Un bain trop chaud peut provoquer une hémoptisie ou une syncope, un humage dont la température ne serait pas réglée serait plus dangereux qu'utile en amenant une congestion pulmonaire. C'est pour celà que la plupart du temps les humages sont accompagnés d'un pédiluve assez chaud (40°).

Nous avons dit quelques mots dans la première partie de la pleurésie chronique. Cette maladie est très améliorée par le traitement thermal (bain) et la méthode aéro kinésithérapique. Tous les malades recouvrent 2 ou 3 centimètres de périmètre thoracique à la fin de la saison et respirent avec plus de facilité.

CHAPITRE III

Rhumatismes. — Sciatiques
Maladies cutanées. — Traumatismes

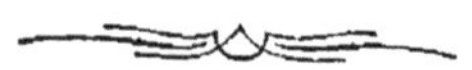

Dans la première partie nous avons démontré que la tuberculose pulmonaire, la pleurésie chronique, peuvent être améliorées non seulement par le séjour d'Amélie les-Bains, mais surtout par les diverses promenades progressives auxquelles les malades doivent se livrer quand leur état leur permet pendant les saison d'hiver. Pendant les saisons d'été les malades atteints de rhumatisme, de sciatique, ou même de traumatismes peuvent aussi, tirer grand profit de leur séjour à Amélie, s'ils se livrent à des exercices ascensionnels comme nous l'avons recommandé pour les affections des voies respiratoires. En effet, qu'est-ce que le rhumatisme ? Sans entrer dans la nature même de l'affection, sans savoir s'il faut ou non l'attribuer à un microbe, on peut dire que cette affection est caractérisée aux articulations par des poussées aiguës avec douleur et gonflement.

Le rhumatisme musculaire est au contraire localisé aux groupements musculaires ou aponévrotiques ; et le rhumatisme nerveux atteint principalement le trajet des nerfs et surtout le nerf sciatique.

Tant que la douleur est vive soit dans le rhuma-

tisme musculaire, soit articulaire, soit nerveux, le repos est indiqué. A ce moment on prescrit en général des potions au salicylate de soude à l'intérieur et des frictions au salicylate de méthyle à l'extérieur.

Quelque fois les poussées n'exigent pas un repos prolongé au lit. Mais souvent aussi ces affections restent très longtemps à l'état aigu. Alors les muscles s'atrophient, les surfaces articulaires ne fonctionnent pas, deviennent un peu rugueuses, surtout s'il y a de l'arthrite. De plus, la nutrition, des régions malades ne se fait pas ; dès lors il y a atrophie marquée.

Quand cette période est finie depuis quelque temps, les malades sont en général envoyés aux eaux thermales, et c'est ainsi que nous voyons à Amélie beaucoup de gendarmes, et d'anciens militaires venir suivre un traitement. Jusqu'ici nous avons vu leur prescrire avec juste raison. des bains des douches et du massage. Certes ce traitement leur est très favorable, mais à notre point de vue il est incomplet. si le malade ne se livre pas à un exercice progressif. Depuis que nous conseillons à nos malades de faire chaque jour des promenades progressives nous avons constaté chez eux une amélioration plus rapide. Les uns nous disent qu'ils sentent plus de force dans les membres, les autres que leurs jointures sont plus souples ; enfin, qu'ils souffrent moins.

Celà ne nous étonne nullement et cela nous paraît au contraire tout à fait rationnel. Faut-il attribuer le résultat au traitement thermal seul? Nous ne le pouvons pas. En effet comment agit le bain ? Par sa

thermalité et en modifiant la diathèse rhumatismale. Sans doute la chaleur est très favorable à l'élément douleur et le principe sulfureux atténue en partie la dyscrasie rhumatismale ; de là, par conséquent, un soulagement dans la constitution arthritique, soit dans l'élément musculaire soit dans l'élément articulaire ou bien dans l'élément nerveux.

Si les bains et les douches n'étaient pas aides par le massage, il est certain que le traitement thermal serait peu efficace surtout quand dans ces affections il y a de l'atrophie ; qui dit atrophie dit manque d'exercice et on sait que plus les muscles sont exercés plus ils se développent comme celà arrive pour les jambes chez les marcheurs et les bras pour les boulangers. Rarement on verra chez des ouvriers des rhumatismes suivis d'atrophie. Pourquoi ? c'est qu'après leur traitement ils se livrent à des exercices forcés qui empêchent l'atrophie en maintenant la nutrition. Eh bien ! ce que font ces ouvriers, les malades atteints de rhumatismes devraient le faire aussi, non pas dans une aussi grande proportion, mais au moins dans une certaine mesure. C'est pour cela que nous conseillons à nos rhumatisants des exercices progressifs et les itinéraires que nous avons donné pour l'hiver pourraient être utilisés au printemps et en été en ayant soin de devancer l'heure du départ car la chaleur gênerait la longueur de la marche.

Nous pensons que pendant l'été la chaleur est favorable au traitement thermal. En effet les fonctions de la peau s'exécutent alors plus facilement. La surface cutanée étant modifiée à la longue par les bains sulfureux, celle-ci devient plus sensible au

froid. C'est pour celà que les malades en traitement à Amélie se trouvent mieux de ce climat que d'une température fraîche comme celà a lieu à des altitudes élevées à Barèges par exemple et sur les autres points des Pyrenées. Il en est de même pour la sciatique et pour les autres névralgies d'origine nerveuse ou rhumatismale.

La proportion des améliorations à l'hôpital militaire d'Amélie-les-Bains pour le rhumatisme chronique est de 90 à 95 pour cent.

C'est dire que le traitement sulfureux est le triomphe du rhumatisme chronique mais, il faut essentiellement, que ces rhumatismes soient éloignés d'une crise aiguë, sinon le traitement thermal réveillerait des poussées soit vers les articulations soit dans les muscles. Il faut absolument que le médecin examine le cœur des rhumatisants qui doivent faire usage des eaux. On sait que le rhumatisme peut s'accompagner d'affection cardiaque, or celle ci contre-indique l'usage des eaux sulfureuses.

De même le médecin doit voir de temps en temps, l'effet produit par le traitement thermal. Si celui-ci fatigue le malade il faut le suspendre et ne pas faire comme la plupart des personnes ne consultant pas le médecin qui viennent se traiter à Amélie et prennent d'une manière intensive 1 ou 2 bains par jour sans compter les douches. Chez elles, assez souvent des poussées se produisent à la suite de ce traitement intensif.

A l'Hôpital Militaire la durée des saisons d'été est de 45 jours. Cette précaution est fort sage ; elle permet aux malades de se reposer de temps en temps et de laisser passer la fièvre thermale qui se produit

quelque fois après le bain, du reste les eaux provoquent quelque fois aussi des éruptions soit chez les herpétiques soit chez les syphilitiques ; il faut aussi alors suspendre le traitement thermal

Ceci nous amène à dire quelques mots du traitement sulfureux dans les maladies de la peau. Autrefois on en voyait beaucoup à Amélie, depuis quelque temps la réforme élimine de l'armée les sujets atteints d'eczéma, de psoriasis, d'acné, etc. rebelles, aussi traite-t-on peu de maladies cutanées à l'hôpital militaire, quoiqu'il en soit il faut que celles-ci soient à l'état chronique si l'on veut obtenir un résultat favorable.

Le traitement des maladies de la peau exige des précautions particulières.

Doit-on s'essuyer après un bain sulfureux ?

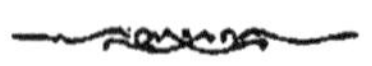

Doit-on s'essuyer après un bain sulfureux dans les affections cutanées? (1)

Plus on observe et plus on est étonné de trouver des défectuosités dans la pratique journalière. Il y a en effet très longtemps que nous prescrivons des bains sulfureux, et cependant nous n'avions pas

(1) D'après le Dr Matignon, les Japonais ne s'essuyent pas après le bain sulfureux.

songé jusqu'à ce jour à établir une différence entre ce dernier et le bain simple, quant à la manière de se comporter après le bain. Après un bain simple on a l'habitude de s'essuyer ; mais doit-il en être de même après un bain d'eau sulfureuse ? Nous ne le croyons pas. — Qu'est-ce en effet qu'un bain sulfureux ? C'est une quantité d'eau contenant des sels en dissolution et surtout du sulfure de sodium et de la glairine.

Voici l'analyse de l'eau sulfureuse de l'hôpital d'Amélie-les-Bains au point de vue du sulfure et et des principales matières :

Avant le contact de l'air	**Après le contact de l'air**
D'après M. Filhol : 0,0205 centigr. de sulfure de sodium par litre. D'après M. Anglada : 0,396 de sulfure de sodium, carbonate de soude -- matières organiques, glairine ou barégine.	Elle contient : Hyposulfite de soude et soufre à l'état libre, glairine ou barégine.

Quand on examine une piscine, une baignoire ou bien un endroit quelconque où passe de l'eau sulfureuse, on remarque un dépôt blanchâtre qui n'est autre que du soufre, de l'hyposulfite et de la glairine. L'eau sulfureuse au contact de l'air subit une modification ; le sulfure de sodium se transforme en partie en hydrogène sulfuré, en hyposulfite et l'autre partie se dépose sous forme de soufre. Il en résulte que dans un bain de piscine ou de baignoire,

il se forme chaque jour sur la peau de tout le corps un dépôt de soufre, d'hyposulfite et de glairine qui joue le rôle de médicament dans diverses affections. Si donc par un moyen mécanique comme l'essuyage, nous venons enlever cette partie active du bain, il est clair que nous détruisons en partie l'action de ce moyen thérapeutique. Nous savons bien que pendant que le corps est immergé dans l'eau sulfureuse, la peau absorbe une certaine quantité d'eau contenant du sulfure de sodium et que parconséquent, le bain par lui-même, apporte une certaine quantité de sulfure dans l'organisme : mais pourquoi enlever à la peau cette partie de glairine provenant du dépôt qui se forme sur tout le corps à la sortie du bain ? (ANGLADA).

Nous avons expérimenté sur nous-même l'action de l'essuyage. Ainsi, en faisant tremper pendant cinq minutes les mains dans de l'eau thermale sulfureuse on perçoit à l'odorat une forte odeur de soufre ; si au contraire on essuye les mains en les retirant de l'eau, l'odeur sulfureuse est moins perceptible au sens de l'odorat ; la peau est moins onctueuse. Cela du reste se comprend aisément, puisque par l'essuyage c'est le linge qui sert à essuyer qui prend le dépôt. Il en est de même pour les bains de baignoire, de piscine et pour les douches ; mais pour ces dernières l'importance est moins grande car l'eau n'a pas le temps de déposer aussi facilement sur le corps et parconséquent la perte en soufre et en glairine après la douche est moindre.

Du reste, quelles objections pourrait-on faire ?

Dira-t-on que le malade a besoin de s'essuyer pour se sécher ? Il n'en est rien.

De même que le linge sèche dans un séchoir à air chaud, de même le corps humain se sèche sans être essuyé si on le met dans un air sec. Or, nous avons dans chaque partie des thermes un séchoir pour le linge. Il n'y a donc qu'à faire placer un laps de temps très court, les malades devant ces séchoirs en présentant tantôt le devant du corps, tantôt la partie postérieure pour obtenir une dessication rapide sans essuyage. Un simple peignoir jeté sur les épaules pourrait couvrir au début les malades un peu frileux ; mais la salle du vestiaire étant chauffée, il n'y aurait à craindre aucun refroidissement. En tous cas, cette pratique n'aurait aucun inconvénient en été.

Elle aurait des conséquences très favorables ; comme je l'ai démontré plus haut, le traitement sulfureux serait complet puisqu'on laisserait sur la surface du corps ce dépôt sulfureux et glairineux qui fait la base du bain thermal Dans certaines affections spéciales de la peau, elle devrait être appliquée rigoureusement et non facultativement. En effet, dans le psoriasis et les diverses dermatoses, l'essuyage a non seulement l'inconvénient d'enlever le principe actif du bain, mais encore le frottement du linge sur la peau malade produit une irritation qu'on doit éviter.

Enfin, la suppression de l'essuyage aurait pour résultat une grande économie de linge, ce qui n'est pas à dédaigner.

Nous concluerons donc, en répondant à la question que nous avons posée en commençant :

« A notre avis, on ne doit pas s'essuyer après un bain sulfureux attendu que si après chaque bain on perd une partie du principe actif, après un traitement de deux mois par exemple, la perte sera très sensible pour l'économie. »

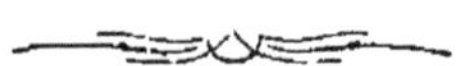

Pour terminer le traitement des rhumatismes, de la sciatique, des affections cutanées, enfin de l'arthritisme en général, nous devons signaler l'action de l'eau du Boulou.

Nous prescrivons en boisson un verre à chaque repas aux malades atteints de ces dernières affections. L'expérience nous a prouvé qu'elle est utile dans le traitement. En général les rhumatisants sont dyspeptiques ; l'eau du Boulou étant alcaline favorise les digestions et de plus comme certaines maladies cutanées sont dues à des dyscrasies, cette eau modifie la constitution générale.

Nous dirons quelques mots du traitement des affections traumatiques. Les entorses anciennes son modifiées autant par l'usage des bains et des douches que par le massage. Nous conseillons en outre dans la journée des promenades progressives qui font disparaître la raideur des articulations du coup de pied et du genou.

Les fractures sont peu améliorées par le traitement thermal. Il faut d'abord qu'elles ne soient pas de date récente ; il faut ensuite prendre certaines précautions, surveiller le cal et recommander au baigneur de ne pas lancer la douche avec trop de

violence sur la partie malade. Nous avons vu des fractures du col du fémur, souvent des fractures du tibia, avec atrophie du membre, trouver un certain bénéfice du traitement thermal. Quant aux blessures de guerre on en voit rarement à Amélie actuellement, mais après la guerre de 1870-71 et les diverses expéditions coloniales, les blessés avaient été évacués sur Amélie-les-Bains et ceux qui étaient atteints de coup de feu avec esquilles et suppuration voyaient leurs plaies s'améliorer notablement.

CHAPITRE IV

Avenir d'Amélie-les-Bains

Nous avons vu que plusieurs groupes de maladies pouvaient être traités à Amélie-les-Bains : la bronchite tuberculeuse, la bronchite catarrhale, l'asthme avec emphysème pulmonaire, la pleurésie chronique, la laryngite, l'angine, les rhumatismes, la sciatique et les divers traumatismes comme l'entorse, les fractures et les coups de feu. Les unes de ces maladies sont plus particulièrement traitées en hiver (la tuberculose surtout) et les autres en été (le rhumatisme).

On voit dès lors que la station d'Amélie-les-Bains peut recevoir des malades pendant toute l'année et qu'en cela elle est bien supérieure à toutes les autres stations de la France.

Ainsi, les malades qui fréquentent les eaux thermales des Pyrénées ; Barèges, Bagnères de Luchon, de Bigorre, Cauterets, ne peuvent y aller qu'en été faire usage des eaux ; en hiver, ces stations ne sont pas ouvertes en raison du froid qui y règne Mais nous prétendons que même en été ces stations sont beaucoup trop froides pour les rhumatismes. Nous connaissons un de nos collègues, qui ayant passé un été à Barèges nous a affirmé avoir fait autant de feu pour se chauffer pendant le mois de juin qu'en

hiver dans le Midi. Dès lors, comment les rhumatisants se trouveraient-ils bien d'une température si basse ? Nous avons visité Cauterets, on peut en dire autant pour la température.

Ces stations sont excellentes pour des touristes, mais pour des personnes atteintes de douleurs rhumatismales ou névralgiques les écarts de température sont trop grands. Sans doute l'hiver est doux à Pau, mais on ne peut pas y suivre un traitement thermal ; du reste, ce climat ne convient pas en raison de son humidité à certaines maladies.

Amélie-les-Bains, au contraire, est un climat sec, ses montagnes voisines ne sont pas très élevées (8 à 900 mètres). Le Canigou est bien à 2.800, mais il exerce peu d'influence sur la température d'Amélie. Il sert au contraire d'écran au vent du Nord.

A Amélie, on trouve la Flore de l'Algérie, le redoul, le lentisque, le laurier-rose, l'aloès, le figuier de barbarie, l'olivier, la vigne, etc... C'est donc presque un climat algérien et les Pyrénées-Orientales sont bien dénommées. Les environs d'Amélie ressemblent beaucoup à la petite Kabylie ; les gorges de Montalba rappellent celles de Palestro et certains hameaux perchés sur les flancs des montagnes ont l'aspect de villages kabyles. C'est donc un pays sec, les montagnes ne ruissellent pas d'eau comme dans les autres parties de la chaîne des Pyrénées. Le vent du S O. réchauffe constamment cette contrée. Pourquoi dès lors, n'est-elle pas plus fréquentée ? D'abord, c'est qu'elle n'est pas assez connue. La publicité a fait beaucoup pour Pau, Luchon, Cauterets et Barèges, mais n'a rien fait pour Amélie. On disait autrefois qu'Amélie était trop

éloigné de Paris et que l'absence de chemin de fer s'opposait à son développement.

Sans doute, Amélie est loin, mais est-ce que Luchon et les autres stations ne le sont pas autant ou presque ? Du reste, Amélie, est reliée maintenant par un chemin de fer aux réseaux de la France et cependant cette petite ville ne se développe pas beaucoup.

Nous devons reconnaître que les habitants du pays sont inhabiles à exploiter une station thermale et qu'il faudrait ou des personnages importants ou un syndicat pour la faire connaître et la mettre en valeur. Nous avons à Amélie un climat délicieux en hiver et supportable en été.

Nous avons un bel hôpital militaire et des établissements thermaux très vastes qui, nous devons le dire, ont fait des embellissements. Nous devons cependant, faire une remarque, c'est que le mouvement de l'hôpital a diminué beaucoup depuis quelques années. en raison des réformes qui sont beaucoup plus nombreuses dans l'armée

Pendant les années 1875, 1876, 1877, il y avait en moyenne 45 à 50 officiers hospitalisés, autant en ville ; 60 sous-officiers et 150 soldats, soit en moyenne 255 à 260 hommes plus les non hospitalisés.

Or, en ce moment, la moyenne est de 25 à 30 officiers, 45 sous-officiers et 20 soldats, soit 90 ou 95 malades ; une dizaine en ville.

Naturellement, ce mouvement de décroissance s'est fait sentir sur le monde des baigneurs civils ; on a constaté un rapport certain entre le mouvement militaire et le mouvement des baigneurs.

De plus cette station n'étant fréquentée en été

que par quelques malades des départements viticoles, ne reçoit plus autant de monde de ces départements depuis qu'ils sont ruinés par la crise qu'ils traversent. On ne peut guère remédier à cette situation agricole ; mais le mouvement de l'hôpital pourrait être relevé si on hospitalisait à Amélie les malades de l'armée coloniale, qui en arrivant en France sont d'abord envoyés en congé de convalescence dans leur famille.

Ces militaires vont la plupart du temps se remettre de leur maladie dans les pays du Nord ou de l'Est où leur santé ne peut pas se rétablir et de plus ils sont à charge à leur famille, car leur état exige des soins particuliers et une alimentation qu'ils ne trouvent pas facilement chez leurs parents qui quelquefois sont dans la gêne. Il serait donc juste et humain qu'on envoyât d'abord ces militaires à Amélie et puis de là, on les enverrait en convalescence chez eux.

Nous avons dit que l'anémie coloniale était rapidement guérie à Amélie et nous avons beaucoup de faits de guérison à notre connaissance Donc, que les malades de l'armée coloniale viennent se remettre à Amélie de leurs fatigues et de leurs fièvres.

Si un jour ce pays est plus connu et plus apprécié comme il doit l'être, nous verrons la petite Provence se remplir de villas.

Tout le versant sud de la montagne de Montbolo devrait en être couvert. Chaque villa serait un véritable sanatorium pour faire la cure d'air ; là, les journées ensoleillées permettent aux malades de rester couchés au grand air en contemplant en face les montagnes qui séparent la France de l'Espagne et

dont le roc de France forme un véritable décor ; delà. pourraient partir de petits sentiers parfumés de thym et de lavande facilement praticables qui se dirigeraient du côté de Montbolo ou vers la jolie ferme Canal.

Mais il faudrait à Amélie un peu de distraction ; beaucoup de malades s'en vont à cause de l'ennui qui finit par s'emparer d'eux.

Nous l'avons entendu répéter par beaucoup de baigneurs. Il faudrait donc un établissement confortable, aéré, où la fumée n'incommoderait pas les baigneurs ; une sorte de palmarium comme celui qui a été construit à Pau dans lequel se donnent des concerts au milieu de plantes exotiques.

A défaut de distraction la station d'Amélie est destinée à péricliter de plus en plus ; c'est l'opinion générale. *Caveant consules* !

On parle de tramways électriques devant desservir Prats-de-Mollo et Saint-Laurent-de-Cerdans. Ce serait une bonne aubaine pour Amélie.

Les baigneurs pourraient plus facilement faire, en été, des excursions dans cette région où l'air est plus frais.

Il serait également plus aisé de visiter la vallée du Tech qui devient de plus en plus pittoresque à mesure qu'on atteint le village du Tech, la petite ville de Prats-de-Mollo et la station thermale de la Preste.

Souhaitons donc que des tramways électriques soient installés le plus tôt possible !!

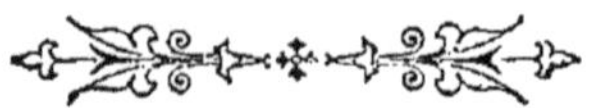

DEUXIÈME PARTIE

EXCURSIONS

Dans la première partie nous avons simplement indiqué aux malades et aux baigneurs les promenades auxquelles ils peuvent se livrer et les excursions qu'ils peuvent faire, mais les touristes et les hiverneurs peuvent réaliser des excursions charmantes dans un rayon peu éloigné d'Amélie-les-Bains sans suivre les recommandations médicales dont ils n'ont pas besoin. Nous allons donc tâcher de leur faire connaître ce beau pays.

PRINTEMPS A AMÉLIE

Salut ! vallée du Tech dans le beau mois de mai !
Salut à tes genêts où se cache le geai !
A vous rosiers fleuris aux roses éclatantes
Qui répandent dans l'air des odeurs enivrantes !
On entend de partout le rossignol chanter,
Sa voix dans le torrent qui semble murmurer,
S'élève dans les airs jusque sur la montagne,
Le jour comme la nuit il charme la campagne.
Sur les rochers roulés où l'eau tombe en cascades
La gaie bergeronnette trottine par saccades
Et sur l'acacia aux grappes parfumées
Chantent en trilles clairs les beaux chardonnerets.
Perché sur un rocher, le merle aux plumes noires
Siffle dans les buissons, raconte des histoires.
Enfin, de Palalda jusqu'au loin d'Amélie
On n'entend que des chants et de la mélodie,
Tous les arbres à fruits se couvrent de verdure,
Nulle part on ne voit de plus belle nature.

Excursions Recommandées en Hiver

Céret. — En hiver, dès le mois de novembre, on doit aller de préférence vers la plaine, c'est-à-dire vers Céret ou bien sur la montagne dont les flancs sont exposés au sud. Les excursions du côté de Céret, peuvent se faire à pied, en bicyclette ou en voiture. A pied on peut suivre le Tech en prenant un petit sentier en face de Palalda : on va rejoindre le ruisseau d'arrosage de Céret, arrivé au pont du *Cantayre* on passe sur une passerelle sur la rive gauche en traversant le joli village du Vilar ; de là, en suivant toujours la rive gauche, on passe devant le magnifique pont viaduc du chemin de fer et on arrive à Saint-Paul-des-Ambistados, ainsi appelé, parce qu'en janvier, jour de la fête de cette petite chapelle, les habitants de Céret et des environs s'y rendent en foule et après des danses catalanes qui ont lieu au son d'instruments primitifs, au milieu de mimosas chargés de fleurs, beaucoup de fiancés engagent leurs destinées pour l'avenir.

De la rive gauche, le touriste passe alors sur une passerelle devant la villa de Bruguère et rejoint la route de Céret. On peut avant de visiter cette petite sous préfecture admirer le vieux pont de Céret s'élevant à 40 mètres au dessus du Tech et d'où l'on aperçoit toute la chaîne des Albères qui va mourir dans les flots bleus de la Méditerranée.

A visiter à Céret, l'église et une fontaine assez

curieuse de l'époque de la Renaissance; on peut revenir par la route qui est très belle et qui domine sur tout son parcours le torrent.

En bicyclette ou en voiture on peut faire une promenade bien plus agréable. En continuant la route de Céret on atteint bientôt le Boulou. On admire sur la droite la belle chaîne des Pyrénées avec le pic du Boularic au dessus de Céret, on aperçoit le lit du Tech qui s'élargit au niveau de Saint-Jean-Pla-de-Cors.

Le Boulou. — A visiter au Boulou, le portail de l'Eglise. Le Boulou est célèbre par la victoire remportée en 1793 par Dugommier sur les espagnols. On traverse le Tech sur un joli pont suspendu en fil de fer et après 1.500 mètres on arrive à l'établissement du Boulou. C'est un coin très pittoresque des Pyrénées. Les chênes-lièges donnent à ce pays un aspect sombre et sauvage. Les eaux du Boulou sont excellentes dans les affections des voies digestives et nous avons dit qu'elles sont employées avec succès pendant le cours du traitement thermal et chez les rhumatisants dyspeptiques. Cette station thermale est indiquée chez les personnes qui viennent des colonies atteintes d'anémie coloniale, car l'eau du Boulou et surtout les sources Clémentine et Saint-Martin contiennent une certaine quantité de fer.

Du Boulou on prend la route nationale de France en Espagne; on peut aller visiter le Perthus, et en descendant on prend le chemin de Maureillas. A l'entrecroisement de la route du Perthus avec celle de Maureillas vous apercevez à droite un chêne énorme dit chêne des Trabucayres. Il mesure 4 mètres de circonférence et peut contenir plusieurs hommes car il est presque creux. C'est là que se cachaient les bandits espagnols appelés Trabucayres (parce qu'ils étaient armés d'une espèce de fusil évasé au bout, appelé *trabuc*) et d'un trou servant de meurtrière, ils tiraient sur les voyageurs qui étaient sur la diligence.

Maureillas. — De ce chêne à Maureillas il y a 3 kilomètres. Ce petit village est renommé pour ses pêches ; situé sur une hauteur on domine de là la vallée du Tech. De Maureillas à Céret, la route est très pittoresque et très accidentée. Elle traverse successivement des ravins venant des Pyrénées. Enfin, on arrive à Céret où l'on reprend la route d'Amélie. Nous avons dit que cette excursion peut se faire en bicyclette ou en voiture. Mais si on va en bicyclette il vaut mieux partir de Céret au Boulou en passant par Maureillas, au lieu de revenir du Boulou à Céret car la route est trop ascendante en allant de Maureillas à Céret. Du Pont de Céret on peut aller visiter l'ermitage de Saint-Ferréol et si on suit la route de Céret à Thuir on traverse des chênes-lièges d'où l'on jouit d'un coup d'œil splendide.

Taulis. — En hiver, la route d'Amélie à Taulis, par Palalda, est ensoleillée également. On peut faire cette promenade à pied, à cheval ou en voiture, mais la bicyclette est un peu trop fatigante. La route est très jolie ; arrivé au dessus de Palalda on embrasse toute la vallée du Tech. On voit au loin Amélie-les Bains plongé pour ainsi dire dans la verdure, ayant pour décor, au fond, la gorge du Mondony et au devant, le beau pont du chemin de fer qui traverse le Tech. Le clocher de l'église émerge du milieu des arbres. On aperçoit au fond de la vallée, au milieu des prairies les eaux écumantes du Tech qui font retentir l'air de leur murmure. Après deux ou trois kilomètres de montée, Palalda se trouve au pied des voyageurs. On voit les vieilles tours du château-fort qui dominent les toits.

Il ne faut pas oublier de visiter en passant l'église de Palalda dont la porte est remarquable par sa serrurerie ancienne et son église du Rosaire avec son magnifique autel sculpté sur bois du xv° siècle.

Mais quel beau spectacle s'offre aux yeux du touriste quand il est arrivé au plateau où tourne la route pour aller vers Taulis. Son regard s'étend jusqu'à la mer. Toute la vallée du Tech se déroule à ses pieds ; d'un côté sont les Albères aux villages mollement couchés à ses pieds, Laroque, Sorède, St-Genis. Au loin on voit Argelès ; par un temps clair, les voiles blanches de Collioure viennent piquer le bleu de la mer. A gauche, les divers villages, Banyuls-dels-Aspres, le Boulou, sont au milieu d'une poussière d'or, et sur une colline isolée l'ermitage de Saint-Ferréol dessine sa silhouette rustique.

La route de Taulis s'élève progressivement et n'est pas trop pénible ; on aperçoit à gauche les flancs majestueux et sombres du Canigou. Enfin on arrive à Taulis, petit village de 300 habitants situé à 800 mètres d'altitude. On aperçoit de là St-Marsal, mais il faut aller à 4 kilomètres plus loin. Ce pays est très pittoresque.

Les personnes qui ne craignent pas les ascensions peuvent se rendre à Taulis en prenant l'ancien chemin, on passe alors sur le vieux pont de Palalda bâti sur un rocher abrupte, on suit le Tech en traversant le Val Joli aux fleurs éclatantes et arrivé au dessus de Palalda, au lieu de suivre la grande route on prend à gauche un petit sentier.

Montbolo. — L'excursion à Montbolo est encore une promenade d'hiver. La route est la plus exposée au soleil de toutes celles des environs d'Amelie. Elle n'est pas pénible ; on peut la faire à pied et même en voiture, car une route carrossable qui vient d'être terminée y aboutit. On prend le chemin des carrières de plâtre au dessus du châlet Péreire et après un ou deux lacets, on arrive à une grande croix. Le rocher où celle-ci a été élevée est le point terminus du chemin de la croix de Palalda. De ce point on domine la vallée ; à droite vers Arles et à gauche vers Céret. Après une ascension de deux petits kilomètres, un chemin à droite conduit à la belle ferme Canal où on peut se reposer. Quel beau sanatorium cela ferait ! On poursuit son chemin et on arrive au bout de 20 minutes à Montbolo. A mesure qu'on monte l'horizon s'élargit, on aperçoit toute la vallée du Tech jusqu'à la mer.

Pour les touristes qui veulent monter à pied à Montbolo, on prend au dessus de l'entrée du tunnel près le châlet Péreire un petit sentier au milieu des chênes-verts et de la bruyère, il est abrupt, mais on est aussitôt à la croix, de là on peut suivre encore des sentiers de chèvre qui raccourcissent beaucoup. Mais bien entendu, ces chemins ne sont pas conseillés aux malades

Arles. — Comme promenade d'hiver, nous choisissons encore Arles, son altitude diffère peu de celle d'Amélie et l'excursion peut se faire d'un côté en passant par la Petite Provence et en revenant de l'autre par la route d'Arles. Nous indiquons à dessein l'aller par la Petite Provence parce que d'Amélie à Arles la route monte un peu et qu'il vaut mieux parconséquent revenir par là. On le sent très bien en bicyclette. A visiter à Arles, l'église, le tombeau des saints Abdon et Sennen duquel coule toujours de l'eau miraculeuse, les cloîtres. M. M..., directeur des mines de Batère a fait construire un château de style féodal du 12° ou 13° siècle qui mérite d'être vu.

Excursions plus recommandées en Été

A partr d'Arles-sur-Tech, c'est le haut Vallespir: à mesure qu'on s'élève la flore change d'aspect; mais avant de s'engager vers la haute vallée, faisons un petit tour à la fontaine des buis ; on traverse, sur une passerelle, le Tech qui roule à cet endroit de gros rochers et aussitôt sur la rive droite, on voyait autrefois une belle source s'échapper du flanc de la montagne. Cà et là, il y avait de magnifiques buis, de là le nom de la fontaine. Actuellement, on a construit une petite maison rustique ; des bancs et des tables ont été aménagés. Cet endroit est plus confortable mais moins pittoresque.

Salut a la Fontaine des Buis

O fontaine des buis ! joyau du Vallespir !
Qui depuis si longtemps recueilles le soupir
Des fiancés des mas, d'Arles et d'Amélie
Salut à toi ! Salut ! tu es bien embellie !
Tu n'es plus un rocher sauvage et solitaire
Le buis, ne croitra plus seul sur cette terre.
Dèjà les châtaigniers se mêlent au rosier
Bientôt comme un jardin tu seras parfumé
De roses et d'œillets ; bientôt les citadins
Viendront danser ici avec des escarpins.
Mais les couples joyeux venus de la montagne
Déserteront ces lieux fuieront cette campagne.
Adieu les jolis bois ! Adieu les frais buissons
On n'y trouvera plus, les troupeaux de moutons
Qui, sur les bords du Tech venaient dans la prairie
Paitre parmi les bœufs, appeler la brebis.
Donc une vie nouvelle pour toi va commencer !
Je souhaite vraiment de ne pas regretter
Le temps jadis hélas ! où de tes flancs sortait
Cette eau fraiche et si pure que le buis ombrageait !

En face de la Fontaine des Buis, le Riuferrer se jette dans le Tech. Ce torrent, célèbre par la qualité de ses truites, vient du Canigou ; ses eaux coulent sur des rochers schisteux et noirâtres au milieu d'une vallée très pittoresque remplie de pommiers. On trouve une petite chapelle « Saint-Pierre » qui est le rendez-vous de la population distinguée d'Arles. Le touriste peut gagner par là le village de Corsavy perché sur les flancs de la montagne. Corsvay est aussi relié à Arles par une belle route carrossable, d'où l'on domine la vallée du Tech et celle du Riuferrer.

EXCURSIONS A PRATS-DE-MOLLO, LA PRESTE SAINT-LAURENT-DE-CERDANS

A mesure que le voyageur s'élève dans la vallée du Tech, soit à pied ou en voiture (il y a à Arles un service régulier de voitures pour Prats-de-Mollo, La Preste, Saint-Laurent-de-Cerdans, correspondant au chemin de fer), il a toujours à sa gauche le torrent qui tombe en cascade ; à 2 kilomètres à sa droite, il trouve les gorges de la Fou : c'est un rocher qui s'élève perpendiculairement et dans lequel on voit une grotte avec stalactites et stalagmites. A 6 kilomètres d'Arles il arrive au Pas du Loup. La route continue d'un côté vers Prats-de-Mollo qui se trouve à 20 kilomètres d'Arles, elle est très belle. On peut même y arriver en bicyclette. Avant d'atteindre Prats, on traverse le village appelé le Tech, qui se trouve à 7 kilomètres avant Prats-de-Mollo. Cette dernière ville était autrefois la clef de la vallée du Tech. Ses fortifications étaient importantes ; avec l'emploi des armes à longue portée elle a perdu toute valeur stratégique. Actuellement c'est une localité agréable en été ; on parle d'y construire un sanatorium. De Prats-de-Mollo partent des chemins qui se rendent en Espagne par le col d'Ares et le col Pragon. Ces chemins se rendent à la petite ville espagnole de Campredon.

En remontant la vallée du Tech qui devient de plus en plus étroite et de plus en plus verte, le touriste voit l'eau ruisseler partout dans les prairies et les montagnes couvertes de châtaigniers.

Il atteint à droite le hameau de Saint-Sauveur par où il peut faire l'ascension du Canigou. A ce sujet, nous avouerons que nous ne considérons pas l'excursion du Canigou comme étant précisément dans les environs d'Amélie, mais, néanmoins, nous pouvons dire qu'on peut la faire de plusieurs côtés ;

1° Par Taulis, Saint-Marsal, Labastide ; 2° par Corsavy, Batère; 3° encore par Saint-Sauveur. Quatre kilomètres après Saint-Sauveur on arrive à la station thermale de la Preste (1000 m. d'altitude) qui se trouve à 7 kilomètres de Prats-de-Mollo. Une belle route y conduit. Les eaux renommées pour les affections des voies urinaires sont utilisées dans un établissement installé dans d'excellentes conditions sous la direction de M. Carbonneil. Ce sont des eaux sulfureuses désulfurées qui ont une réputation tant en France qu'à l'étranger.

On peut coucher à la Preste et repartir le lendemain matin pour Saint-Laurent-de-Cerdans. Nous avons dit qu'arrivé au pont du Pas du Loup le touriste se rendant à Prats-de-Mollo laissait le chemin de St-Laurent à gauche, mais quand il aura visité la vallée jusqu'à la Preste il n'est pas nécessaire qu'il revienne par le même chemin pour aller à St-Laurent. Il n'aura qu'à descendre au village appelé le Tech, de là, il traversera le torrent au pont de la Vierge Marie et prendra le chemin de Serralongue ; il laissera, arrivé à la scierie, le chemin de Serralongue à sa droite et prendra une route à gauche dominant les hauteurs. Après deux heures environ de marche à pied ou à cheval il arrivera à St-Laurent-de-Cerdans.

Saint-Laurent. — Est à 800 mètres d'altitude. C'est une petite ville bâtie sur la montagne au milieu des châtaigniers. On y fabrique comme à Prats-de-Mollo des espadrilles c'est-à-dire des chaussures en corde, excellentes pour aller dans la montagne. Pour revenir de Saint-Laurent á Arles, on prend ou la voiture publique ou la bicyclette ; mais avec celle-ci il faut être très prudent surtout avant d'arriver au pont du Pas-du-Loup où la route est très tournante et très rapide. Cette route est très-belle. De ce pont à Arles et d'Arles à Amélie le chemin est vite parcouru.

Coustouges. — Si le temps le permet, il ne faut pas quitter Saint-Laurent sans se rendre à Coustouges qui se trouve à 4 kilomètres vers la frontière Espagnole. L'Eglise de Coustouges est d'un modèle bien conservé du style Roman fleuri du XIIIe siècle.

Les excursions à Prats-de-Mollo, et Saint-Laurent-de-Cerdans peuvent se faire même en hiver, cependant, l'été est préférable. Celle de La Preste, en raison du froid, ne peut se faire qu'en été. Mais sans aller si loin d'Amélie on a autour de la ville de très belles excursions.

Environs d'Amélie. — La plus agréable est celle de Montalba et du Roc-de-France. Pour faire la 1re jusqu'à Montalba à pied, on prendra par les Thermes Romains, et on gravira le jardin jusqu'à la route de Fort-les-Bains. Arrivé à la fontaine de la Madone, on suivra encore un petit sentier, puis on arrivera à la route de Montalba. Si au contraire on veut faire cette excursion en voiture, on prendra la route d'Arles et arrivant en face la métairie Jourdain on prendra le chemin stratégique de Fort-les-Bains. Cette excursion n'est pas fatigante, mais nous ne la conseillons pas aux malades parce que le soleil ne pènètre guère en hiver dans la gorge du Mondony. Quant aux amateurs ils peuvent la faire en toute saison. On suit la vallée du Mondony qui est très-pittoresque. On voit d'en haut le clocher d'Amélie et les maisons resserrées dans la vallée. On passe devant une belle cascade où l'on peut se reposer un peu. Si on veut faire l'excursion du Roc de France au lieu de s'arrêter au Mas Pagris, on suit à droite un affluent du Mondony, on atteint le Saint-Sauveur, on passe à la ferme de la Griffe et après une marche assez pénible sur des rochers on arrive au Roc-de-France (1400^{m} d'altitude). On aperçoit de là le golfe de Rosas et une partie de la Catalogne Espagnole. Du côté de la France on voit se dresser le Mont Canigou, les contreforts des Pyrénées, la vallée du Tech où le torrent fait des détours comme un immense serpent, les Corbières, les étangs de l'Aude etc...

Pour revenir du Roc-de-France à Amélie, on peut prendre un sentier rocailleux, à travers les schistes sur la crète de la montagne et conduisant à la ferme de Can Félix. Là on s'arrète un peu pour se reposer, et on redescend par la rive droite du Mondony, derrière le parc de l'Hòpital. Pour faire l'ascension du Roc-de-France il faut se munir de quelques provisions, car on n'en trouve guère à partir du Mas Pagris ; il faut 4 heures pour monter au faîte et un peu moins pour descendre.

L'ascension de Santa Ingracia ou de la batterie

est pénible, on peut aller jusqu'au Fort-les-Bains à pied ou en voiture, puis le chemin tourne à droite et zigzague sur la montagne à travers les châtaigniers jusqu'à l'altitude de 900 mètres.

Reynès. — L'excursion de Reynès peut se faire en voiture par la grande route de Céret. On va alors jusqu'au pont appelé pont de Reynès ; de là, une jolie route vient s'embrancher qui conduit à Reynès. Mais ordinairement les touristes qui aiment la marche et les belles excursions vont à pied jusqu'à la maisonnette du chemin de fer qui se trouve à 2 kilomètres sur la route de Céret, de là ils prennent un petit sentier qui suit la montagne. Le chemin est un peurocailleux vers le col, et en descendant sur Reynès il est très rapide . On aperçoit 3 ou 4 maisons et l'Eglise de Reynès qui constituent ce hameau. L'Eglise renferme un bel autel, et la vallée de Reynés est renommée par ses cristaux de quartz qu'on appelle diamants dans le pays. C'est un paysage très sauvage et très pittoresque.

La Montagnole. — Autre petite excursion tout près d'Amélie. On prend le chemin à l'angle du parc de l Hôpital en entrant en ville. En tournant à gauche on va à la Montagnole.

Promenade au bois blanc. — Après le grand pont du chemin de fer en allant vers Céret, on prend un petit sentier qui longe la voie ferrée ou bien on va traverser la voie à la maison du cantonnier. Ce chemin longe un bois de chênes-verts. En face Palalda le chemin tourne vers la montagne et conduit sous de beaux peupliers blancs au pied desquels coule une fontaine fraîche. On appelle cet endroit le Bois-Blanc. On peut y faire de bons déjeuners sur l'herbe.

Chemin du Canal. — Comme petite promenade auprès d'Amélie, il y a ce que l'on appelle la promenade du Canal. On monte par la route d'Arles jusqu'à la ferme Muxart, située au pied de la montagne. Là on trouve le ruisseau d'arrosage. On suit ce canal jusqu'au pont d'Arles. Ce chemin est très pittoresque Au moment des cerises on admire ces jolis fruits dont la saveur et le coloris, sont délicieux.

Cascade d'Annibal. — La Cascade d'Annibal est formée par un barrage du Mondony que l'on rencontre en remontant un peu le torrent au dessus de l'Hôtel Pujade, Cette promenade est une des plus pittoresques d'Amélie et des environs. On traverse le magnifique établissement thermal de Mme Pujade et aussitôt devant les yeux se dressent les deux murs escarpés de la montagne par la brêche de laquelle coule le Mondony. On prend un petit sentier à droite qui domine le torrent, on voit l'eau tomber en bouillonnant à travers les rochers et une nappe d'eau s'élancer d'une hauteur de 10 mètres dans le vide. On peut suivre sur une passerelle le chemin qui va jusqu'au lit du Mondony. On trouve un chaos formé de rochers énormes. Ce qui fait la beauté de ce site c'est qu'il est couvert de feuillage en été comme en hiver, les chênes-lièges, les buis, l'olivier, y croissent en abondance.

Petite Provence.—Cette jolie promenade commence au tennis des Thermes Romains et va jusqu'à la fontaine ferrugineuse. C'est la promenade d'hiver; la musique joue le dimanche au rond-point de la gare.

A LA PETITE PROVENCE

Rêverie printanière.

J'aime la Petite Provence
Quand il n'y a plus de bruit,
Je l'aime quand dans le silence
On cherche le soleil de midi.

J'aime la fontaine ferrugineuse
Où pousse un pin résineux,
Lorsque de sa voix berceuse
Il nous fait rêver à deux.

J'aime le ruisseau qui murmure
En passant devant les villas
Et le Tech dont l'eau si pure
Est ombragé d'acacias.

Ah ! que sous ce ciel de cendre
Il fait bon respirer,
De genêt, de thym, de lavande,
Emplir ses poumons et humer.

Dans le calme de la montagne
Au loin avec joie retentit,
Du clocher d'Amélie ou de la campagne
Le son d'un *Agnus Dei*.

Sur le ciel d'un bleu marine
Où courent des nuages légers,
Se dessine la crête divine
Des montagnes Pyrénées.

Et là, pendant que je rêve,
Que le vent passe au dessus,
Que la nature verse des flots de sève
Aux mimosas, aux calyptus,

Que les pêchers aux pétales roses
Emaillent le vert des prairies,
Et les poiriers aux fleurs écloses
Mêlent leurs parfums exquis,

Dans un beau soleil je me chauffe,
Tapi dans un pli du rocher,
Le temps passe et la nuit approche,
C'est l'heure de rentrer au foyer.

Promenade au parc de l'Hôpital. — Le jeudi et le dimanche le public est admis dans l'après-midi à se promener dans l'Hôpital, il peut admirer le magnifique parc qui s'étend depuis la route de Céret jusqu'à la montagne.

Promenade le long du Tech derrière la Gare. — En prenant à gauche avant d'arriver à la Petite Provence au niveau du pont du chemin de fer, on suit un chemin qui longe le Tech et conduit, à travers un berceau de feuillage formé par des aulnes, à la ferme de Mme Vilar. On peut traverser la voie ferrée au passage à niveau et revenir par la Villa Rosine pour aller soit vers la Petite Provence, soit vers la fontaine ferrugineuse du Maréchal. Au printemps cette promenade est délicieuse.

AUTOMNE

Oh ! combien les bois sont beaux pendant l'automne !
Mais, ceux des Pyrénées, formant une couronne
Au faîte des rochers qui s'élèvent dans l'air,
Présentent un tapis de rose, jaune, vert.
Ici, les châtaigniers aux feuilles desséchées
Se mêlent aux genêts, dont les fleurs sont fanées ;
Là, le chêne-vert roux aux petits glands dorés
Embrasse la bruyère aux corolles brûlées.
Les os de la montagne montrent déjà leur tête.
Ses flancs sont décharnés et bientôt la tempête
Fera couler ses flancs sous des torrents de pluie,
L'oiseau n'ira plus y reconstruire son nid !
Maintenant l'aubépine avec son rouge fruit
Sera son seul refuge, sera son seul abri.
Il viendra demander aux arbres de la plaine
Son soutien et sa vie ; il cherchera la graine
D'un champ abandonné, il suivra le sillon
Que le laboureur sème pour avoir la moisson.
Adieu le Canigou, aux neiges éternelles !
L'oiseau n'ira plus y chanter des ritournelles !
Ses mamelons pointus battus par tous les vents
Ne seront plus revus jusqu'au nouveau printemps !.....
Oh ! que l'automne est triste lorsque la feuille morte
Tombe dans le torrent qui vers la mer l'emporte !!

On peut se rendre compte par ce rapide aperçu, des excursions que l'on peut faire autour d'Amélie ou dans un rayon peu éloigné, de la richesse et de la beauté de cette contrée. On trouve en hiver comme en été des sites agréables et celà grâce à la position topographique et à l'orientation de la vallée du Tech A ce point de vue, peu de pays sont aussi favorisés qu'Amélie-les-Bains. C'est non seulement un pays propre à guérir les maladies des voies respiratoires et les autres maladies générales quand elles sont déclarées ; mais surtout à les arrêter si elles sont prises au début. Malheureusement, les malades de la première catégorie viennent en hiver trop avancés dans leur maladie et ne peuvent pas faire ces magnifiques promenades. Mais s'ils venaient dans la période appelée prémonitoire, que de guérisons de poitrine nous constaterions ! De plus, beaucoup viennent dans cette station trop tard, c'est-à-dire quand la saison d'hiver est déjà avancée. Il ne faut pas oublier que c'est surtout pendant les mois d'hiver qu'Amélie est agréable. Enfin, il ne faut pas croire que les affections de la poitrine soient guéries par un seul hivernage, il est nécessaire de revenir plusieurs hivers sans interruption.

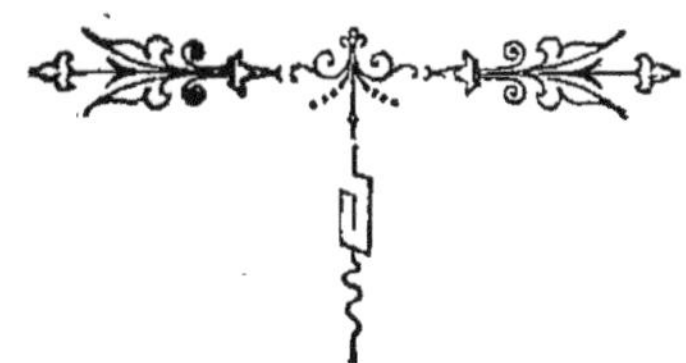

RÉPERTOIRE

De phrases Catalanes usuelles
Avec le traduction française

Anem passajar	Allons promener
Abeou bist oun tal	Avez-vous vu un tel
Aquey mignou	Ce garçon
Aquecha mignouna	Cette fille
Resten à Arles	Demeurent à Arles
Bouléou bendre	Voulez-vous vendre
Aquey gall	Ce coq
Aquecha gallina	Celte poule
Aquechas pères	Ces poires
Aquechas cols	Ces choux
Aquechas cousteillas	Ces cotelettes
Aquecha boutifarre	Ce boudin
Counichiou moun pare ?	Connaissez-vous mon père?
Ma mare	Ma mère
Moun girma	Mon frère
Ma girmana	Ma sœur
Aquey matjou ben de la mountagna, porte carbou, es ben arnachat	Ce mulet vient de la montagne; il porte du charbon, il est bien harnaché
Porte cascabells ; lou bourrou	Il porte des grelots, l'âne
Anem penre al soul	Allons prendre le soleil
Anem al cami de ferrou	Allons au chemin de fer.
Aspera los astrangers	Attendre les étrangers
Los combidats	Les invités
Aquin hotel bachen	A quel hôtel descendent-ils
Fa fred	Il fait froid
Fa calou	Il fait chaud
Ploou	Il pleut
Fa fresque	Il fait frais
Anem a Montbolo	Allons à Montbolo

A Montalba	A Montalba etc..
A la pesque	A la pêche
A la casse	A la chasse
A caball	A cheval
Douneou me al pa	Donnez-moi le pain
Al bi	Le vin
L'aïgue	L'eau
La sal	Le sel
Al pèbre	Le poivre
Al ganibet	Le couteau
Al plat	Le plat
Pourteou me la malle	Portez-moi la malle
Aneou a qual pharmacien	Allez chez le pharmacien
A qual metge	Chez le médecin
Aneou croumpa farine de lli	Allez acheter de la farine de lin
De moustarde	De moutarde
De grout	De son
Anoun ba aquey cami	Où va ce chemin
Cape la mountagne	Vers la montagne
Ou bé cape la bile	Où vers la ville
Quine ora es	Quelle heure est-il
Mitdie	Midi
Oune ora	Une heure
Doues oras	Deux heures
Tres etc.	Trois etc.
Se fa nits	Il se fait nuit
Fa nits	Il fait nuit
Dema mati al trinc partey a cinq oras.	Demin matin le train part à cinq heures
Amprès qual aspera mitdie	Ensuite il faut attendre midi
Prepareou me lou bany	Préparez-moi le bain
Ambé aygue calente	Avec de l'eau chaude
Pas masse calente	Pas trop chaude
Me dounereou oun banys de peous	Vous me donnerez un bain de pieds

Oune douche	Une douche
A poc a poc	Tout doucement
Sous las camas	Sur les jambes
Sous las espatllas	Sur les épaules
Sous lous ginoulls	Sur les genoux
Sous de l'asquena	Sur le dos
Proou	Assez
Masse	Trop
Que dieou criada !	Eh ! la bonne
Bous cridi	Je vous appelle
Tanqueou la porte	Fermez la porte
Pourteou me lou llinge	Portez-moi le linge
Que sigui ben calen	Qu'il soit bien chaud
Pourteou mé las sabates	Portez-moi les souliers
Ma despertereou dema mati	Vous me réveillerez demain matin
Coum bous dieou ?	Comment vous appelez-vous ?
Guidette ?	Marguerite
Chiquette ?	Françoise
Tresine?	Thérèse
Me croumpereou rims	Vous m'achèterez des raisins
Figues	Des figues
Menglanes	Des grenades
Llet de cabre	Lait de chèvre
Llet de baque	Lait de vache
La fereou bouille	Vous le ferez bouillir
Me fereou chicoulate	Vous me ferez du chocolat
Café ambe llet	Café au lait
La cambre	La chambre
Couytiou bous	Dépêchez-vous
Cal estre achourit	Il faut être dégourdi
Sabeou al francés	Savez-vous le français
Al cal apendre	Il faut l'apprendre
Seou pas espagnol	Vous n'êtes pas espagnol

TABLE DES MATIÈRES

www.ingramcontent.com/pod-product-compliance
Ingram Content Group UK Ltd.
Pitfield, Milton Keynes, MK11 3LW, UK
UKHW021621260726
13965UKWH00007B/1401